AF398994

O Açúcar te Deixa Estúpido, Gordo e Doente

O Açúcar Está Nos Matando – Recupere sua Saúde!

Marcus D. Adams

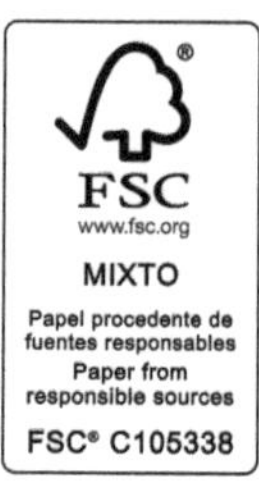

© Marcus D. Adams, 2021– 2nd Edition

Impresión y editorial: BoD – Books on Demand
info@bod.com.es - www.bod.com.es
Impreso en Alemania – Printed in Germany

ISBN: 978-8-4137-3330-2

Introdução

Ao utilizar este livro, você aceita este aviso legal na íntegra.

Nenhum conselho

O livro contém informações. As informações não são conselhos e não devem ser tratadas como tal.

Se julga estar a sofrer de alguma condição médica, você deve procurar assistência médica imediata. Você nunca deve adiar a procura de aconselhamento médico, desconsiderar o aconselhamento médico ou descontinuar tratamentos médicos baseado na informação do livro.

Sem representações ou garantias

Na extensão máxima permitida pela lei aplicável e sujeita à secção abaixo, nós excluímos todas as representações, garantias e compromissos relacionados com o livro.

Sem prejuízo da generalidade do parágrafo anterior, nós não representamos, realizamos ou garantimos:

- que a informação no livro é correta, precisa, completa e não enganosa;

- que o uso da orientação no livro irá levar a qualquer determinado desfecho ou resultado.

Limitações e exclusões de responsabilidade

As limitações e exclusões de responsabilidade estabelecidas nessa secção e noutras partes deste aviso: estão sujeitas à secção 6 abaixo; e governam todas as responsabilidades decorrentes do aviso ou em relação ao livro, incluindo responsabilidades decorrentes de contrato, por ato ilícito (incluindo negligência) e por violação do dever estatutário.

Nós não seremos responsáveis perante você em relação a quaisquer perdas decorrentes de qualquer evento ou eventos além do nosso controle razoável.

Nós não seremos responsáveis perante você em relação a quaisquer perdas comerciais, incluindo, sem limitação, perda de ou danos nos lucros, rendimentos, receitas, uso, produção, poupanças antecipadas, negócios, contratos, oportunidades comerciais e património de marca.

Nós não seremos responsáveis perante você em relação a qualquer perda ou corrupção de quaisquer dados, bases de dados ou software.

Nós não seremos responsáveis perante você em relação a quaisquer danos ou perdas consequentes, indiretas ou especiais.

Exceções

Nada neste aviso deve: limitar ou excluir a nossa responsabilidade pela morte ou danos pessoais resultantes de negligência; limitar ou excluir a nossa responsabilidade por fraude ou representação fraudulenta; limitar qualquer uma das nossas responsabilidades de uma forma que não é permitida ao abrigo da lei aplicável; ou excluir qualquer uma das nossas responsabilidades que não podem ser excluídas ao abrigo da lei aplicável.

Divisibilidade

Se uma secção deste aviso for determinada por qualquer tribunal ou outra autoridade competente como sendo ilegal e/ou inaplicável, as outras secções deste aviso continuam em vigor.

Se qualquer secção ilegal e/ou inaplicável for legal ou aplicável se uma parte for eliminada, essa parte será considerada para eliminação e a restante secção irá continuar em vigor.

Lei e jurisdição

Este aviso será regido e interpretado em concordância com as leis suíças e quaisquer disputas relacionadas com este aviso estarão sujeitas à jurisdição exclusiva dos tribunais da Suíça.

CAPÍTULO CINCO: Acabando com o Vício em Açúcar: Supere Suas Vontades 77

Açúcar, seu pior pesadelo!

O açúcar não é seu amigo. Na verdade, é seu pior pesadelo. Eu sei que você gosta, mas pare. Agora. Antes que seja tarde demais. Eu sei que você quer, mas pare. Chega. E não só agora, para SEMPRE! Eu sei que é difícil, mas eu consegui. Já são 2 anos completamente livres de sacarose. E sim, eu sei que o açúcar vem em muitas formas diferentes, mas eu estou falando aqui de SACAROSE. A forma adicionada a quase tudo o que você come. Veja bem o que você come, 9 em cada 10 vezes sua comida contém açúcar processado. Este açúcar não veio naturalmente com sua comida, foi adicionado! O açúcar é algo muito, muito ruim. É conhecido como um anti-nutriente. Exatamente o que eu quero comer, algo que tira os nutrientes do meu corpo. Sabe-se que o açúcar causa câncer! Credo! O açúcar interrompe os hormônios! Ahh! O açúcar causa diabetes! Corra! O açúcar atrapalha o sistema imunológico! O quê? O açúcar causa cáries! Ai! O açúcar causa deficiência de minerais! Ótimo! A lista continua mais e mais... você entendeu. Vamos analisar o açúcar e seus efeitos no seu corpo.

O açúcar ou a sacarose é feito de frutose e glicose. A glicose pode ser encontrada em diversos carboidratos, desde arroz até o pão, e até o açúcar de mesa. Quando glicose suficiente é absorvida pelo corpo, nosso cérebro envia o sinal de "saciedade", então você para de comer. Isso significa que seu seus níveis de glicose no corpo estão ideais por hora. Quando você vê os diabéticos medindo seu açúcar no sangue, eles estão medindo seus níveis de glicose. Isso os deixa saber se seu nivel de açúcar no sangue está alto ou baixo. A maioria das pessoas que sofre de fatiga crônica consegue dizer se seu açúcar no sangue está baixo ou alto. Os sintomas de baixo açúcar no sangue podem ser: sensação de agressividade ou mau-humor, nervosismo, dores de cabeça, fome, tremer, problemas para dormir, suor, formigamento ou entorpecimento da pele, cansaço ou fraqueza e pensamentos confusos. O alto açúcar no sangue pode ter como sintomas:fome frequente, fome intensa, sede frequente, sede especialmente excessiva, urinação frequente, visão turva, fatiga (sono), perda de peso, má cicatrização de feridas (cortes, arranhões, etc), boca seca, pele seca ou coçando, formigamento nos pés e calcanhares, disfunção erétil, infecções recorrentes.

A frutose, ou açúcar de frutas, é a outra metade da sacarose, e é metabolizado pelo fígado para criar a glicose. Quanto mais frutose você consome, mais seu fígado precisa trabalhar. A sacarose é cerca de metade frutose e metade glicose. O xarope de milho tem um pouco mais de metade de frutose, e o restante é glicose. Agora você deve estar pensando "a sacarose não parece tão ruim, se é feita de dois açúcares naturais que acabam sendo utilizados como energia para nossas células (glicose)". Bem, há alguns fatores ignorados nessa afirmação. As frutas, que contêm frutose, são feitas de fibras. Essas fibras também fazem com que o cérebro mande o sinal de saciedade. O problema é que a sacarose é processada a partir de talos e plantas fibrosos, cana-de-açúcar e beterraba-sacarina, respectivamente. Uma vez que as fibras são removidas, a sacarose perde esse 'sinal', criando assim um sistema falso de resposta para seu cérebro. É por isso que você pode beber uma quantidade quase infinita de refrigerante. Não há nada enviando o sinal de "Eu já consumi açúcar suficiente, por favor, pare!". Então, vamos fazer uma pequena comparação entre os açúcares em geral (frutose, sacarose e glicose):

Um litro de refrigerante de cola tem cerca de 108 gramas de açúcar (34 fl. oz. = 1 litro; esse é aproximadamente o consumo normal diário de um Americano padrão). Uma lata de 12 fl. oz tem cerca de 39 gramas de açúcar. Uma banana tem cerca de 17 gramas de açúcar.

Digamos que você beba 1 litro por dia. A matemática simples consegue mostrar que você come um pouco mais do que 6 bananas por dia! Há. Quando foi a última vez que você comeu 6 bananas em um dia? Provavelmente nunca. Ok. Então, talvez você não beba tanto refrigerante, mas uns 12 oz. aqui ou ali. Isso ainda é um pouco mais do que duas bananas de uma só vez. A maioria de nós nunca comeria duas bananas de uma vez. Essa é apenas a comparação com uma fruta de alto teor de açúcar. Vamos tentar com um vegetal, só pela diversão.

Brócolis:

3.5oz. de brócolis contém 1,7 gramas de açúcar.

1 litro de refrigerante de cola tem 108 gramas.

108/1.7 = 63.5

63.5*3.5 oz = 222.35 oz.

16oz. = 1lb.

222.35oz/16oz = 13 lbs de brócolis

Ahhh! 13 libras de brócolis têm a mesma quantidade de açúcar que 1 litro de refrigerante de cola. Credo! Você ficaria doente. Nossos corpos não são feitos para consumir tanto açúcar ou vegetais em um único dia. Nós não fomos feitos para isso. A sacarose, o açúcar de mesa, é um alimento processado. Teve seu fator de saciedade removido, por isso, consumimos quantidades absurdas sem poder limitar nosso consumo. O corpo humano evoluiu por milhares de anos para comer o açúcar de maneira natural, a partir de frutas ou vegetais. No entanto, nas últimas centenas de anos (depois da revolução industrial), o processo de converter/remover da frutose e sacarose suas fibras naturais se tornou o canal principal. Agora temos máquinas trabalhando todos os dias para fazer nosso açúcar de mesa procesado. Nós tornamos a criação e o consumo do açúcar um processo simples. Uma rápida pesquisa no Google mostra o consumo anual médio de açúcar.

150-170 libras de açúcar por ano.

1 libra = 453.59 gramas

Vamos fazer mais umas contas por diversão. O consumo anual de açúcar processado é equivalentea consumir 8,755 libras de brócolis!!!! Isso é um caminhão de brócolis. Quando foi a última vez que você comeu tanto brócolis? Sequer viu tanto brócolis? Provavelmente nunca. Devo continuar?

Algumas pessoas e médicos classificam o açúcar como uma droga. Tenho certeza que você já sabe, a essa altura, que o açúcar é viciante. Na verdade, diversos estudos já mostraram que ratos se tornam dependentes dos consumo de açúcar. Se você já tentou parar de consumir açúcar, tenho certeza de que sabe o quanto é difícil. A maioria das pessoas passa por intensos sintomas de abstinência, que vão de dores de cabeça às mudanças de humor. Sintomas da abstinência similares são vistos durante a remoção de estimulantes como o café e as metanfetaminas. Então, é uma droga? Bem, primeiro, vamos definir o que é "Droga". Na definição do dicionário Webster:

Droga – substância frequentemente ilegal que causa vício, habituação ou mudanças marcadas na consciência.

O açúcar é viciante? Sim. É um hábito? Sim, já tomou seu refrigerante ou comeu seu doce hoje? O açúcar causa uma mudança na consciência? Sim, ele te deixa feliz, certo. Então, tecnicamente, ele poderia ser classificado como uma droga. Em alguns casos, se há uso abusivo pode ser classificado como uma droga, em outros casos é uma necessidade absoluta, então ainda não tenho certeza se é uma droga ou não. Por isso, deixarei você decidir, estou aqui para trazer perspectivas. No entanto, sei disso: o açúcar não foi feito para ser consumido em grandes quantidades sem as fibras. Mais uma vez, alteramos uma substância de ocorrência natural. Não conseguimos deixar nossa comida em paz, não é mesmo? Você verá que isso acontece bastante conforme olhamos nos fatores alimentares no futuro. Fique de olho.

Até aqui descobrimos que a sacarose processada não tem nenhum valor nutricional real, apenas energia pura. Nossos corpos usam essa energia com nutrientes e vitaminas para garantir o funcionamento e restauração adequados das células. Mas, até aqui, não conseguimos observar um outro aspecto negativo da Sacarose... Cáries.

Claro, dentistas amam o açúcar! É o que os mantêm trabalhando, pois sem açúcar nós não teríamos cáries, e eles não teriam um emprego. Vamos examinar como o açúcar é utilizado no processo de criação das cáries. Quando a sacarose é ingerida, as glicoproteínas começam a aderir aos seus dentes. Logo, milhões de bactérias (Streptococcus mutans) começam a se aderir às glicoproteínas em seus dentes. Então, as bactérias começam a usar a frutose dentro da sacarose (lembre-se que a sacarose é metade frutose e metade glicose) para obter energia. O ácido lático é liberado através da glicólise (o proceso metabólico envolvendo streptococcus e frutose). Esse aumento no ácido começa a corroer o esmalte do dente, e voilá, este é o começo de uma cárie! Parece divertido, não é? Realmente te faz querer sair e comer uma barrinha de doce.

Durante minha batalha com a fatiga crônica, eu consegui eliminar todos os açúcares processados de minha dieta. Só consumo comida de primeira mão, comida que está há um passo de sua origem: carne, vegetais e algumas frutas com pouco teor de açúcar. Notei uma enorme diferença na maneira como me sinto. A mais notável, minha energia é estável e a ansiedade muito baixa. Na verdade, até tentei adicionar o açúcar novamente à minha dieta depois de me sentir tão bem, mas isso definitivamente foi uma má ideia. Comecei a ter infecções fúngicas, inchaço e constipação. Minha ansiedade voltou, assim como os problemas de insônia. O açúcar refinado não foi feito para nossa dieta. Os humanos evoluiram para comer alimentos reais, naturais e não processados. Mesmo se você sentir que o açúcar refinado não tem efeito em você, ele tem. É um assassino silencioso, e vai cobrar seu preço de um jeito ou de outro, basta esperar. Se você não acredita em mim, tente isso: pare de comer os produtos que contém açúcar refinado por um mês inteiro, veja todos os rótulos. Você provavelmente vai se sentir horrível pelas primeiras duas semanas (sintomas de abstinência), e depois disso vai começar a notar um aumento em sua saúde, energia e imunidade. Sua fatiga vai começar a diminuir, e você começará a pensar positivamente sobre o futuro de sua jornada com a fatiga crônica. Há esperança, e eu estou aqui para te guiar neste processo. Você precisa acreditar em si mesmo e pensar positivamente. Não fique pensando nos efeitos negativos da fatiga crônica, isso só vai te deprimir. Confie. Confie em você, confie nos outros. Não deixe que outras pessoas forcem ideias falsas de depressão em você. No fundo, você sabe o que pode e não pode fazer. Limite-se e limite seus pensamentos. Confie. Os resultados virão.

Açúcar, a Causa de Muitos Males

Cada vez mais evidências se acumulam de que é o açúcar, e não as gorduras saturadas, o responsável pelas taxas exorbitantes de obesidade, diabetes, doenças cardíacas, Alzheimer e até câncer. Ainda assim, ouvimos na mídia e de médicos que as gorduras saturadas são prejudiciais, mas o açúcar é "OK" se consumido com moderação.

Todas essas informações estão incorretas. Agora sabemos de fato que comer gorduras saturadas não leva a um aumento no risco de doenças cardíacas. Estudos lançados recentemente provam isso.

No entanto, será que o açúcar pode ser tão ruim? O açúcar é realmente tóxico para o corpo humano e causa todas essas doenças? Vamos dar uma olhada nas estatísticas:

Em 1980, cerca de 1 em cada 8 Americanos eram obesos, e cerca de 6 milhões tinham diabetes. O consumo de açúcar na época era de 75 libras por pessoa ao ano.

Hoje em dia, 1 em 3 Americanos estão obesos em quase 26 milhões têm diabetes! O consumo de açúcar aumentou para 135 libras por pessoa ao ano!

Não é por acidente que a obesidade infantil atingiu um recorde – pelo menos 15% das crianças em escolas Americanas são obesas – e a expectativa de vida da geração mais nova é, pela primeira vez, mais baixa que a de seus pais.

O açúcar é o causador de muitos males. Aprenda porque o açúcar é extremamente viciante, te deixa mais faminto, promove a acumulação de gordura no fígado e nas artérias, causa o ganho de peso e ainda leva a muitas doenças degenerativas.

CAPÍTULO UM: O Que Realmente Acontece Quando Você Come Açúcar

Todos nós sabemos que o açúcar tem calorias vazias e pouco valor nutricional, mas os problemas do açúcar vão muito além das calorias. O açúcar vem em muitas formas diferentes, mas o tipo mais comum é o açúcar refinado de mesa, que é feito 50% de glico e 50% de frutose. A glicose e a frutose são processadas de maneira diferente pelo corpo.

Quando você consome a glicose, ela é rapidamente absorvida por sua corrente sanguínea, e o pâncreas responde secretando insulina para trazer os níveis de glicose sanguínea de volta à faixa normal. Se você está sempre consumindo muita glicose, ao longo do tempo, suas células se tornam dessensibilizadas à insulina circulando no corpo, e você desenvolve resistência à insulina e, eventualmente, diabetes, o que significa que seus níveis de açúcar no sangue permanecem anormalmente altos o tempo todo.

A frutose, diferentemente da glicose, não causa esse rápido aumento de açúcar no sangue. No entanto, todo o fardo de metabolizar a frutose cai sobre seu fígado. A frutose é transformada em gordura (VLDL e triglicerídeos) que é depositada em seu fígado, artérias e pelo corpo. Como mencionamos acima, as pessoas que estão acima do peso também tendem a ter resistência à leptina, o que diminui sua sensação de saciedade e as faz comer em excesso e acumular ainda mais gordura.

Por isso, o consumo excessivo de glicose e frutose tem efeitos prejudiciais à saúde. Ele leva a:

Ganho de peso, obesidade abdominal, aumento do colesterol LDL (ruim), queda do colesterol HDL (bom), aumento dos triglicerídeos (gordura no corpo), açúcar elevado no sangue, e pressão alta – a clássica síndrome metabólica.

Doença de gordura no fígado não alcoólica.

Resistência à insulina. Um em cada três Americanos tem resistência à insulina, isso inclui pré-diabetes e as diabetes diagnosticadas e não diagnosticadas.

Ácido úrico elevado (um subproduto do metabolismo da frutose que está relacionado à gota, pedras nos rins, pressão alta e doenças cardíacas) e inflamação crônica do corpo.

Fontes Alimentares de Açúcar

Todas as formas de açúcar contem variáveis porcentagens de frutose e glicose. O açúcar refinado é 50-50. Xarope de milho com alta frutose tem 55% de frutose e 45% de glicose. O néctar de agave, um adoçante altamente processado derivado da planta que faz tequila, contém até 90% de frutose. Dados os efeitos prejudiciais do consumo excessivo da frutose, esse adoçante chamado de "saudável" deve realmente ser evitado, mesmo se for promovido como "orgânico" ou "puro".

Frutas têm muita frutose. Por isso, mesmo que forneçam vitaminas, minerais, antioxidantes e fibras, é sábio não consumi-las em excesso. Sucos de frutas são cheios de frutose, e podem ser tão prejudiciais ao seu corpo quanto refrigerantes. Uma lata de refrigerante tem cerca de 40 gramas de xarope de milho de frutose, ou 22 gramas de frutose. Um copo de suco de laranja fresco com 3-4 laranjas médias tem entre 18-5 gramas de frutose!

Todos os amidos, como batatas e grãos, se transformam em glicose, independente do quanto forem refinados, integrais, germinados ou orgânicos. Por isso, é extremamente importante cuidar das suas porções de alimentos com amigo como as batatas, pães, cereais, massas e arroz. Carboidratos "bons" em excesso (de grãos interais) ainda são ruins para você.

Tenha consciência de que alimentos processados muitas vezes contêm açúcares escondidos. Alimentos processados geralmente estão cheios de ingredientes desagradáveis. Se escolher comprá-los, pelo menos leia a lista de ingredientes. Mesmo se não vir a palavra "açúcar", ainda pode estar disfarçado como malte de cevada, caramelo, xarope de milho, dextrose, xarope dourado, mel, maltodextrina, maltose, xarope de malte, xarope de bordo, xarope de arroz, molasses, sorghum ou treacle. Procure pelo número de gramas de açúcar por porção. Cada colher de chá equivale a 5 gramas.

Os diabéticos devem evitar comer açúcares, frutas e alimentos com amido até que seus níveis de açúcar no sangue voltem ao normal.

Sua melhor fonte de carboidratos são os vegetais folhosos. Eles têm pouca glicose e frutose e muitas vitaminas, minerais, antioxidantes e fibras, e podem ser consumidos de maneira segura em altas quantidades.

CAPÍTULO DOIS: O Açúcar Escondido nos Alimentos que você Deseja

Eu sou uma daquelas pessoas que deseja açúcar regularmente. O açúcar é como uma droga e fica te chamando de volta para comer mais. Mas ter esse apego por doces vem com um preço. O problema óbvio vem na forma do ganho de peso, mas muitos dos problemas estão escondidos e criam sérios riscos de saúde.

O açúcar vem de maneira natural dentro das frutas e vegetais, no entanto, o açúcar também é produzido a partir da cana-de-açúcar e da beterraba-sacarina. Todos os alimentos processados são saborizados com açúcar em no mínimo uma de suas várias formas. O açúcar adicionado durante o processo muitas vezes é ignorado pelo consumidor. Por que o açúcar usado no processamento é ignorado pelas pessoas?

É simples. "Mas o que é um nome? Uma rosa com outro nome ainda não teria o mesmo doce cheiro?" Essas famosas linhas de Sheakspeare me inspiraram a procurar pelos vários nomes que são utilizados para esconder o fato de que há açúcar contido em um produto. Em minha busca, encontrei um artigo chamado "25 Nomes do Açúcar", por Jim F em "Como comer de maneira mais Saudável, Açúcar". Então, eu decidi não reinventar a roda. Aqui está a pesquisa de Jim.

- Açúcar Mascavo
- Xarope de Milho
- Açúcar Demerara
- Dextrose
- Frutose

- Galactose
- Glicose
- Xarope de Milho com Alta Frutose
- Mel
- Açúcar Invertido
- Lactose
- Malte
- Maltodextrina
- Maltose
- Xarope de Bordo
- Melaço
- Muscovado ou de Barbados
- Panocha
- Açúcar de confeiteiro
- Xarope de Arroz
- Sacarose
- Açúcar (granulado)

- Treacle

- Açúcar Turbinado

Os Nomes do Açúcar e o que Significam

O açúcar tem cheiro e sabor doce, mas e seu nome? Quantos nomes de açúcar existem? Quantas definições? Nós usamos o açúcar para tanta coisa, e os produtores de alimentos muitas vezes o usam para disfarçar o quanto a comida que estamos consumindo é ruim.

"O que é um nome? Uma rosa com outro nome ainda teria o mesmo doce cheiro."

Esta famosa frase foi usada por William Shakespeare em Romeu e Julieta. O cheiro do açúcar é tão doce, e ainda assim, ele é tão prejudicial às pessoas. Parte da razão pela qual a obesidade está aumentando no mundo todo é porque as pessoas estão viciadas em comidas doces como balas, chocolates e outros.

Ainda assim, comidas açucaradas têm um cheiro tão doce que não parecem capazes de fazer mal. Diabéticos são alérgicos a alimentos muito açucarados, e em alguns casos, o açúcar pode até matá-los. Este curto artigo vai explorar alguns dos diferentes nomes do açúcar e a maneira como são utilizados.

O açúcar mascavo tem coloração marrom e é, muitas vezes, chamado demerara. É comumente usado em bolos, e algumas pessoas o usam no café.

O xarope de milho é usado ao cozinhar para dar sabor à comida. A dextrose pode ter efeito laxativo quando consumida em grandes quantidades, embora seja um carboidrato muito importante na biologia. A frutose ou levulose é um monosacarídeo simples encontrado nos alimentos.

A galactose é menos doce que a glicose, e muitas vezes é usada como um adoçante nutritivo, pois tem uma grande quantidade de energia alimentar. Galactan é um polímero da galactose. Mel é um nome que quase todo mundo reconhece, mas sabem que também é um açúcar? Agora, há alguém muito famoso que ama mel. O urso favorito das crianças, chamado Pooh, ama mel. O mel é muitas vezes vendido em favo, tirado da colméia. É graças ao trabalho das abelhas que temos mel.

Treacle é muito popular com crianças na fogueira. Muitas crianças e adultos amam Toffee de Treacle. Em fogueiras, todos se juntam com um grande pacote de Toffee de treacle mastigável e grudento. O xarope de bordo é comumente encontrado na América, onde é servido com panquecas frescas. Alguns Americanos comem panquecas e xarope de bordo no café da manhã, é uma delícia.

A sacarose é o tipo usado nas dietas quando se está tentando diminuir a quantidade de alimentos açucarados, embora, se consumida em grandes quantidades, pode ter efeito laxativo. O xarope dourado é utilizado em panquecas ou para assar bolos. O xarope dourado tem um gosto delicioso, assim como a maioria dos açúcares. Pode ser muito difícil distinguir o que é açúcar na lista dos ingredientes de um alimento, já que a maioria dos produtores de alimentos usa tantos nomes diferentes para o açúcar. Vale a pena aprender o nome de cada tipo, assim você poderá fazer uma escolha mais consciente da próxima vez que for às compras.

A morte pelo açúcar, inclusive "morte por chocolate", não é uma brincadeira para rir.

E o açúcar é apenas um dos carboidratos ruins "refinados" em nossa sociedade. A "morte por açúcar" também é causada pelos carboidratos ruins parentes do açúcar.

CAPÍTULO TRÊS: Efeitos do Açúcar na Saúde

Todo mundo sabe sobre os perigos do consumo de açúcar, mas a maioria das pessoas não percebe quanto açúcar elas estão ingerindo em suas dietas, ou quão prejudicial o excesso de açúcar pode ser para sua saúde. Originalmente, a sacarose (açúcar de mesa) era tida como culpada por danificar o corpo, mas sabe-se hoje que outras formas de açúcar, como a frutose (açúcar encontrado nas frutas) podem ser prejudiciais se ingeridas em grandes quantidades. Um simples passeio pelo mercado vai te mostrar que quase todos os alimentos contém açúcar. Não é uma coincidência que as taxas de obesidade estejam enormes nos Estados Unidos, com o Americano padrão consumindo aproximadamente 115 libras de açúcar a cada ano.

A sacarose é o açúcar mais comumente encontrado em nossas dietas. É produzido a partir da cana-de-açúcar ou da beterraba-sacarina através de um processo de refinamento que elimina todas as suas vitaminas, minerais, proteínas, enzimas e outros nutrientes. Como a sacarose não tem nenhuma nutrição, nosso corpo precisa "emprestar" as vitaminas, minerais, proteínas, enzimas e outros nutrientes dos tecidos que possuimos, a fim de metabolizar o açúcar. Os efeitos do açúcar em nossa saúde são, portanto, a perda de nutrientes vitais em outras partes do corpo.

O açúcar tira o cálcio de nossos dentes, causando as cáries de dentes. Também tem um papel essencial no desenvolvimento de doenças cardíacas, já que remove do corpo o potássio e magnésio, necessários para a função cardíaca.

Embora o açúcar não tenha nutrientes, tem muitas calorias. Um colher de chá de açúcar (4g) contém 15 calorias. Isso pode não parecer muito, mas considere que uma barra de doce de 2 oz, uma lata de refrigerante de 12 oz, e uma xícara de sorvete contém, tipicamente, 10 ou mais colheres de chá de açúcar. A USDA estima que o Americano consome em média 20 colheres de chá de açúcar por dia, o equivalente a 16% do nosso consumo total de calorias diárias.

Açúcar e Seu DNA

Pesquisadores Australianos mostraram em um artigo recente no Jornal Experimental de Medicina que o açúcar pode fazer parte dos genes humanos chamados de microzimas por até duas semanas. Microzimas são uma parte funcional do DNA, e o açúcar afeta sua habilidade de cumprir suas funções. Após uma dose de açúcar, o material genético que protege seu corpo de danos pode causar o desligamento, deixando o corpo vulnerável por até duas semanas.

Sam El-Ostra, pesquisador chefe do IDI Heart and Diabetes Institute, na Austrália, diz "Nós sabemos que a barra de chocolate que você comeu está manhã tem efeitos agudos, e esses efeitos podem durar por até duas semanas." O açúcar é muito ácido para o corpo, e quando é queimado como combustível, ele causa um processo chamado de glicação, muito parecido com o processo de queimar um bife na churrasqueira. O dano causado às células e aos seus códigos genéticos pode ser catastrófico. "Essas mudanças continuam depois da refeição, e têm a habilidade de alterar as respostas metabólicas naturais da dieta," diz El-Ostra à Australian Associated Press.

Comer açúcar e alimentos cheios de açúcar regularmente pode multiplicar os efeitos do dano, já que os açúcares ácidos aumentam a acidose no corpo, levando aos danos genéticos que podem durar meses e anos. El-Ostra até mesmo diz que o dano genético poderia passar através de gerações.

Nunca é tarde demais para mudar sua dieta e parar de comer açúcar e alimentos cheios de açúcar. Levar a balança um pouco em direção a um estilo de vida mais alcalino é sempre um bom plano. Se você tem comido açúcar há muito tempo, vai levar um tempo para seu corpo corrigir os danos genéticos. Se você sofre com vontade de doces, tente usar stevia, que tem um gosto doce, mas é um líquido com base em plantas. Vontades de doces também podem ser sinal de deficiência mineral, especialmente de crômio. Você deve ser examinado por um nutricionista ou naturopata. Concentrace é um bom mineral líquido iônico que você pode adicionar à sua água. É feito pela

Health Solute Ions e está disponível na maioria das lojas de comida saudável.

Há algumas maneiras de alcalinizar seu corpo, mas o importante é notar que se você come açúcar demais, vai precisar reparar o dano que já ocorreu. Isso exige muito oxigênio e antioxidantes extras, além de alcalinizar o estado acídico do corpo.

O açúcar também é muito desidratante, pois muda a concentração iônica da água, o que afeta o pulso osmótico e como ele elimina os resíduos das células. A desidratação contínua e o acúmulo de toxinas podem trazer sintomas ao longo do tempo, tornando-se crônico e às vezes ameaçando a vida ou encurtando-a.

Você pode alcalinizar seu corpo através da dieta, o que envolve um regime muito estrito e trabalhoso, que leva meses para trazer resultados notáveis. Nós temos uma lista de alimentos alcalinos que você pode solicitar, ou você pode procurar uma na internet. A maneira mais fácil é eliminar um grupo alimentar por semana dos alimentos formadores de ácido, para que você não se sinta tão privado. Os grãos e laticínios geralmente são os mais fáceis de abandonar. Proteínas animais, como ovos e queijos são um pouco mais difíceis para a maioria das pessoas. As frutas com o maior teor de açúcar devem ser eliminadas também.

O tipo e quantidade de água que você bebe é a coisa mais importante, já que as pessoas que comem muito açúcar tendem a ser bastante desidratadas. Você precisará se reidratar e manter níveis adequados de água para um máximo potencial de saúde. Como o açúcar envelhece o corpo e causa todos os tipos de danos, beber uma água alcalina de boa qualidade vai te ajudar a aliviar a desidratação e reverter o processo de glicação que pode levar às doenças crônicas, como diabetes e doenças cardíacas.

O Açúcar Enfraquece o Sistema Imunológico

Comer um rolinho de canela pode fazer mais no seu corpo do que adicionar alguns quilos. Outro perigo do açúcar é comprometer seu sistema imunológico destruindo a capacidade dos leucócitos de destruir microorganismos por até cinco horas após a ingestão. Também reduz a produção de articorpos em seu corpo.

Ele também interfere com o transporte de Vitamina C e causa desequilíbrio mineral, e ambos enfraquecem o sistema imunológico. Também reduz a eficiência dos ácidos graxos ômega-3, tornando as células mais permeáveis e menos capazes de impedir invasões por alérgenos e microorganismos.

Conforme você consome mais açúcar, seus níveis de açúcar no sangue sobem. Isso faz com que o pâncreas produza insulina para ajudar a limpar suas células desse excesso de açúcar. Conforme os níveis de açúcar voltam ao normal, a quantidade de insulina no corpo faz o mesmo. No entanto, quando você come açúcar demais, mais e mais insulina é necessária para normalizar seus níveis de açúcar no sangue. Isso, ao longo do tempo, pode fazer com que o pâncreas para de responder ao açúcar e interrompa a produção de insulina completamente. Isso é conhecido como diabetes tipo 1.

A insulina também tem o efeito colateral de inibir a liberação do hormônio de crescimento da glândula pituitária. O hormônio de crescimento é um regulador primário do sistema imunológico. A falta do hormônio de crescimento resulta em um sistema imunológico comprometido.

Então, será que você deve cortar completamente todo o açúcar da sua dieta? Para as pessoas que não estão acima do peso ou não tem outros fatores de risco para diabetes e doenças cardíacas, isso não é inteiramente necessário. Um lanchinho doce de vez em quando não fará seu sistema imunológico entrar em colapso ou seu coração parar. A única coisa que você deve aprender com esse artigo é a 'moderação'. Um biscoito de vez em quando é ótimo, mas aquele refrigerante extra grande que você pede no seu fast food favorito não vai favorecer seu corpo. Qual quantidade é considerada adequada? A Organização Mundial da Saúde recomenda que você mantenha seu consumo de açúcar menor do que 10% do total de suas calorias, cerca de 50g para a maioria das pessoas. Mais do que isso e o efeito na sua saúde começará a acumular e poderá sair de controle. Lembre-se, moderação!

Açúcar e Doença

Fiquei realmente impressionado pela extensa lista de Jim de todos os açúcares. É fácil ver porque não percebemos que nossa dieta tem muito mais açúcar do que imaginamos. O consumo médio de açúcar na cultura ocidental é, na verdade, bastante alarmante. Eu queria saber quanto, aproximadamente, cada pessoa consume em um ano. Entrei em um site chamado Sharecare, e encontrei a resposta dessa pergunta, dada por ninguém menos que Dr. Mehmet Oz. Ele diz que cada pessoa consome em média 150 lbs. Eu nem consigo imaginar o que 150 libras de açúcar parecem. Se comparadas com a quantia de 7,5 lbs consumidas em 1700, conclui-se que é 20 vezes mais.

Temos motivo para nos preocupar? Definitivamente sim. Muitas das doenças modernas não existiam nos anos 1700, por isso precisamos nos perguntar o que mudou desde então. Vendo as estastísticas acima, tenho quase certeza que eu não preciso te dizer as causas de uma mudança tão dramática. Agora, minhas perguntas para você são: "você sabia que está comendo tanto açúcar" e "agora que você sabe, vai fazer algo sobre isso?". Eu pergunto porque, fazendo minha pesquisa sobre o açúcar, encontrei uma enorme quantidade de enfermidades e doenças causadas ou pioradas pelo açúcar.

Açúcar e Diabetes

Um dos principais equívocos sobre a diabetes é que o açúcar é sua causa. Essa é uma noção amplamente acreditada, e precisa ser esclarecida. Embora seja verdade que, se você sofre de diabetes, precisa limitar seu consumo de açúcar e de certos carboidratos, dizer que o açúcar em si vai causar a diabetes é simplesmente mentira.

Mas certo cuidado deve ser enfatizado aqui, pois embora os alimentos açucarados não causem diabetes, isso não significa que você deve se descuidar e comer compulsivamente alimentos que são cheios de açúcar e carboidratos. É muito importante ter em mente que alimentos com muito açúcar tendem a ter mais calorias, o que pode contribuir com o ganho de peso. E infelizmente, estar acima do peso é um fator que contribui fortemente para a causa da diabetes.

Os especialistas dizem que as pessoas que estão acima do peso geralmente têm um risco maior de sofrer complicações devido à diabetes, pois podem desenvolver uma resistência mais alta à insulina. Se não tiverem insulina suficiente devido ao excesso de peso, elas podem eventualmente desenvolver diabetes.

A diabetes é uma doença crônica, que tende a se tornar mais complicada e mais severa com o passar do tempo. É por isso que é muito importante não apenas para as pessoas que têm tendência à diabetes, mas a todas as pessoas, saber as coisas que podem ajudá-las a evitar e ficar longe da diabetes. É importante também saber as coisas que realmente causam a diabetes.

Então, é importante ter em mente que, assim como em qualquer outra doença ou enfermidade, ficar longe dos contribuidores da doença é sempre sua melhor defesa. Desenvolver e praticar certas mudanças no seu estilo de vida envolve o desenvolvimento de hábitos saudáveis. Os especialistas dizem que as pessoas que decidem praticar hábitos de vida mais saudáveis desenvolvem riscos mais baixos de ter diabetes, mesmo se tiverem tendência à doença.

Então, embora o açúcar não cause diabetes, comer calorias em excesso causa, e a obesidade e sobrepeso são os principais contribuidores da diabetes.

Açúcar e Doença de Alzheimer

Em 2013, 5.2 milhões de Americanos foram diagnosticados com a doença de Alzheimer, uma forma severa de demencia[1], e os diagnósticos de Alzheimer devem triplicar até 2050.[2,3]

Mais de meio milhão de Americanos morrem pela doença todos os anos, tornando-a a terceira principal causa de morte nos Estados Unidos, logo atrás das doenças cardíacas e câncer.[4,5]

Considerando que não há uma cura conhecida e poucos tratamentos são efetivos, é realmente importante prestar atenção à prevenção, se você não deseja fazer parte das estatísticas de Alzheimer.

A boa notícia é que suas escolhas de estilo de vida, como dieta, exercícios e sono, podem ter um impacto significativo em seu risco.

Como dito pelo Dr. Richard Lipton do Colégio de Medicina Albert Einstein, onde estudam o envelhecimento saudável, mudanças no estilo de vida parecem "mais promissoras do que os estudos com medicamentos, até agora."

Dietas com Muito Açúcar e Doença de Alzheimer

Mais pesquisas sugerem que nossa dieta moderna desempenha um papel significativo na enorme prevalência do Alzheimer. Alimentos processados tendem a ser quase livres de gorduras saudáveis e excessivos em açúcar, e essa combinação parece ser o coração do problema.

A maioria das pessoas (especialmente Americanos) segue uma dieta de alimentos processados, e isso basicamente garante que você acabe tendo níveis invertidos de carboidratos e gorduras, sem mencionar que ambos geralmente têm qualidade inferior, devido ao processamento e alteração.

A conexão entre o açúcar e Alzheimer foi traçada pela primeira vez em 2005, quando tentaram nomear a doença de "diabetes tipo 3". Na época, os pesquisadores descobriram que seu cérebro produz a insulina necessária para a sobrevivência das células cerebrais.

Uma proteína tóxica chamada ADDL remove os receptores de insulina das células nervosas, tornando-os resistentes à insulina, e conforme a ADDL se acumula, sua memória começa a se deteriorar.

Pesquisas anteriores também mostraram que os diabéticos têm o dobro de risco de desenvolver a doença Alzheimer.

Agora, os pesquisadores estão novamente avisando que o Alzheimer parece estar profundamente ligado à resistência à insulina. Em um estudo recente, 7 pesquisadores usaram varreduras cerebrais para avaliar 150 pessoas de meia-idade que corriam risco de Alzheimer, mas não mostravam sinais disso no início do estudo.

Como relatado pelo Huffington Post:

"Varreduras cerebrais revelaram que uma maior resistência à insulina está ligada a uma menor quantidade de açúcar em partes importantes do cérebro, frequentemente afetadas pelo Alzheimer".

A insulina é o hormônio que ajuda seu corpo a usar o açúcar dos alimentos que consome, podendo convertê-lo em energia ou armazená-lo. A resistência à insulina é quando a resposta do corpo ao nível hormonal regular é reduzida, criando uma necessidade de mais insulina.

'Se você não tem tanto combustível, você não vai ser tão apto a lembrar algo ou fazer algo', diz o líder do estudo, Auriel Willette...

'Isso é importante na doença de Alzheimer, porque ao longo da doença, há uma diminuição progressiva na quantidade de açúcar sanguíneo usado em determinadas regiões do cérebro. Essas regiões acabam usando cada vez menos.'

Quando isso acontece, o autor do estudo acredita que certas partes do cérebro não conseguem desenvolver processos complexos, como a formação de memórias.

Açúcar e Câncer

Pesquisadores do câncer descobriram que você é propenso a ter câncer se é obeso, diabético ou resistente à insulina. A conexão é o açúcar.

Quando você come açúcar, o nível de açúcar no sangue sobe, e o pâncreas secreta insulina para retirar o excess de açúcar no sangue. Com a insulina, seu corpo também secreta um hormônio relacionado chamado de fator de crescimento similar à insulina-1 (IGF-1), que promove o crescimento de tumores e inibe a morte das células. De fato, muitas células pré-cancerígenas nunca conseguiriam adquirir as mutações que as transformam em tumores malignos se não fossem induzidas pela insulina a pegar mais e mais açúcar do sangue e metabolizá-lo. A insulina promove muitos dos cânceres mais comuns, especialmente os que são dependentes de hormônios, como os de mama, cólon e próstata.

Há ainda mais evidências de que o açúcar causa estragos a sua saúde. Então fique longe do açúcar e de adoçantes com muita frutose como o néctar de agave, grãos refinados, pães, doces e bebidas adoçadas.

Não há uma única pessoa por aí que não se encolhe de medo ao ouvir a palavra câncer. Se você ouve de um médico, soa e parece com uma sentença de morte. É a grande luta da nossa geração. Nós corremos, nós caminhamos, nós falamos, nós choramos, e batalhamos contra o câncer. Agora, como o açúcar entra nessa equação?

As células saudáveis em nosso corpo são aeróbicas, o que quer dizer que elas precisam de oxigênio para sobreviver. Todas as células do nosso corpo precisam ter oxigênio o tempo todo. O oxigênio é levado pelo corpo através do sistema circulatório e do sistema linfático para todas as partes do corpo. Quando mais profundamente respiramos, mais aeróbicos nós somos, e mais saudáveis nossas células se tornam. No minuto em que uma célula fica sem oxigênio, ela começa a morrer. Se a falta de oxigênio continuar, o número de células afetadas vai aumentar. Essa falta de oxigênio traz doenças para o corpo devido à falência da saúde das células do corpo.

Agora, é essa falta de oxigênio que cria uma ambiente ideal para doenças. Quando o câncer se manifesta como doença, as células mudam e não precisam mais de oxigênio para sobreviver. O câncer é o que chamamos de anaeróbico. O câncer fermenta. Se para você isso soa como algo que aconteceria no processo de produção de álcool, você está absolutamente certo. Esse processo de fermentação do álcool começa quando o açúcar entra na mistura. Ele cria a reação química necessária para fazer o álcool. A mesma premissa pode ser aplicada ao ciclo de vida do câncer. Para viver e crescer, o câncer precisa de açúcar para fermentar. Ele se torna comida para as células cancerígenas.

Os medicos muitas vezes negligenciam na discussão a importância da nutrição ao lutar contra algo como o câncer. Assim como a má nutrição pode ser a causa de má saúde, da mesma forma, boa nutrição pode ser a causa de uma mudança positiva na saúde. Vamos supor que removessemos todas as formas de açúcar da nossa dieta, tirando assim toda a comida das células cangerínas. Não poderíamos então propor que assim como uma célula saudável morreria de falta de oxigênio, uma célula cangerígena morreria por falta de açúcar? É uma teoria interessante. Também é uma teoria que requer mais atenção. Com os efeitos tóxicos das diveras formas de tratamento do câncer, seria ótimo encontrar algo que é muito menos invasivo para os pacientes.

Isso não quer dizer que eu não concordo com os métodos tradicionais de tratamento. No entanto, sinto que a inclusão de tratamentos alternativos, terapias, nutrição e a exclusão do excesso de açúcar da dieta, também têm um papel importante no plano de tratamento. O tratamento de câncer deve ter uma abordagem holística para o paciente. Eu acho que um dos lugar mais rápidos e fáceis de começar um plano de tratamento é eliminando algo que já sabemos que sustenta a vida da célula cancerígena.

Açúcar e Doenças Cardíacas

Qual é a ligação entre o Açúcar e Doenças Cardíacas?

O açúcar é um elemento viciante que pode levar à diabetes, que pode levar às doenças cardiovasculares.

Uma nova pesquisa da Europa mostra que apenas um incremento diário de 12 oz de bebidas adoçadas com açúcar ou artificialmente, está associado ao desenvolvimento da diabetes tipo 2.

A ligação entre os refrigerantes e doenças cardíacas deveria ser realmente a ligação entre açúcar e doenças cardíacas. O açúcar é responsável por dar início à resposta inflamatória que faz nosso colesterol ser usado de maneira negativa.

Então, indo ainda mais fundo nessa ligação, deveria realmente ser carboidratos pobres e doenças cardíacas. Os carboidratos, quando processados em nosso corpo, viram açúcar, e mais uma vez, carboidratos são mais baratos e fáceis de encontrar do que alimentos nutritivos. Então, a pessoa comum compreende que açúcar não é bom. O refrigerante não é nada além de açúcar, que causa uma onda de hormônios que pode, eventualmente, levar às doenças cardíacas.

Como eu sempre digo, tudo começa com a mentalidade adequada para atacar os problemas de açúcar e doenças cardíacas. Muitas pessoas sabem que coisas não são boas para nós, mas fazem do mesmo jeito. Nós também temos que dar uma olhada nas propriedades viciantes do açúcar. Assim como fumar é viciante, o açúcar também é. E assim como muitas pessoas eventualmente param de fumar, as propriedades viciantes do açúcar também podem ser superadas.

Se você deseja mudar, as coisas vão mudar, e nós sabemos que há uma ligação importante entre o açúcar e doenças cardíacas. Nós sabemos isso há anos, e eu acredito que esse foco apenas no colesterol é errado. Você pode sempre ler nossa postagem sobre açúcar e colesterol e entender a causa real das doenças cardíacas.

A associação do Açúcar com o Ganho de Peso

Hoje em dia, a obesidade se tornou um problema no mundo todo. Esta condição médica é associada a várias doenças como as doenças cardíacas, diabetes tipo 2, dificuldades respiratórias, osteoartrite e diversos cânceres.

Embora seja às vezes atribuída à configuração genética da pessoa, a obesidade é causada principalmente pelo consumo de calorias em excesso e falta da prática de atividades físicas. A maioria dessas calorias vem do consumo de carboidratos, e não de gorduras. A fonte primária desses carboidratos extra são as bebidas adoçadas, que hoje contam como quase 25% das calorias diárias de um adulto. Estudos mostram que há uma associação positiva entre a obesidade e o consumo de bebidas açucaradas, incluindo a maioria das bebidas esportivas e energéticos.

O açúcar como fonte de energia é facilmente absorvido no corpo porque entra na corrente sanguínea muito mais rápido do que outras fontes de energia, como as proteínas. Minutos depois do consumo, seu corpo pode realmente sentir onda de energia trazida pelo açúcar – o que é conhecido como "onda do açúcar". É por essa razão que o açúcar é um ingrediente popular em muitas bebidas esportivas. A maioria das bebidas esportivas e energéticos tem muito açúcar, exceto as marcadas "sem açúcar". A quantidade de açúcar em uma bebida esportiva é tão alta, que você nem precisaria colocar açúcar em seu café no dia em que tomar uma garrafa.

O problema é que a energia que o açúcar fornece não permanence por muito tempo, porque o corpo também produz insulina para reduzir os níveis de açúcar no sangue. Quando isso acontece, você tem seu desempenho reduzido, o que é conhecido como abstinência do açúcar.

Por essas razões, é sempre uma boa ideia escolher suas bebidas esportivas de maneira sábia. Sempre olhe os rótulos e veja o que está comprando. Só porque uma bebida esportiva é popular, não quer dizer que estará te dando a quantidade adequada de eletrólitos, proteínas, minerais e vitaminas que seu corpo realmente precisa. Isso é especialmente verídico para atletas e pessoas que trabalham com treinamento em geral. Parece impossível evitar bebidas esportivas se você é um atleta, e há uma boa razão para isso. Você normalmente precisaria da energia que a maioria das bebidas esportivas diz fornecer, se tivesse um estilo de vida muito ativo. Mas até onde você sabe, sua bebida esportiva favorita pode muito bem ser apenas açúcar engarrafado. O ganho de pesa devido ao consumo de calorias vazias está se tornando um problema sério, e você não pode ser a próxima vítima.

CAPÍTULO QUATRO: Vício em Açúcar: Você é um Viciado?

Essa não é (realmente) uma conversa sobre o açúcar, porque convenhamos, você já ouviu tudo isso antes. Você sabe muito bem que açúcar demais te deixa gordo e tem ligação com a diabetes tipo 2. Você sabe os fatos, então não vou ficar te dando um sermão sensacionalista. Há uma pergunta que preciso te fazer, no entanto. Não é nada especial, mas é importante. "Você é viciado em açúcar?" tome um momento, pense nisso. O vício é quando você não consegue controlar um comportamento ou situação, você consegue controlar quanto açúcar consome?

O que você precisa saber sobre o vício em açúcar

Primeiramente, você não está sozinho; o vício em açúcar é, provavelmente, mais comum do que o alcoolismo, o vício em drogas e em jogos de azar. Por quê? Simples, o açúcar está em todo lugar, não apenas na sua xícara de chá, bolo, biscoito ou lata de refrigerante. O açúcar se enfiou até nos alimentos mais improváveis, como sopas, pães e até mesmo o ketchup.

Em Segundo lugar, o açúcar age da mesma maneira que algumas drogas ilegais. Pelo menos, se formos tão proximamente relacionados ao ratos quanto os cientistas parecem pensar. Pesquisadores mostraram que 94% dos ratos preferiram o gosto do açúcar e dos adoçantes à cocaína. O vício em alimento é plausível, porque os caminhos cerebrais respondem ao açúcar da mesma maneira que as drogas viciantes agem.

Em terceiro lugar, o açúcar é tóxico. A essa altura você provavelmente já consegue ter uma ideia geral. O açúcar é viciante e, como

72

qualquer substância viciante, é tóxico. A reação pode não ser tão óbvia quanto a que a overdose de cocaína traz, mas não se engane pensando que é "apenas açúcar", ao longo do tempo, o consumo excessivo de açúcar é mortal. Cáries, diabetes, pele ruim, deficiência em nutrientes, obesidade, tudo isso anda de mãos dadas com o vício em açúcar.

Os incentivadores

Se o açúcar é viciante, quem são os incentivadores? Se você está preocupado com a resposta, pare de ler agora.

É você, seu parceiro, as crianças, a indústria alimentícia – qualquer um que se alimente do seu vício em açúcar!

Todo mundo que te conhece, que sabe que você está acima do peso ou sofrendo com a diabetes tipo 2, é responsável por te ajudar a se manter longe do açúcar, ao invés de alimentar seu hábito.

Um viciado em droga é trancado em um quarto, um alcoólatra vai para uma clínica, mas um viciado em açúcar não pode evitar a substância em que é viciado. A falta de apoio da indústria e apoio social, não pode ser subestimada. É preciso de uma rede de apoio muito forte para se livrar do hábito do açúcar.

Tendo trabalhado com muitas pessoas que sofrem com severas vontades de açúcar, eu encontrei algumas maneiras certeiras de lutar contra o vício em açúcar.

Viva cada hora um passo de cada vez. Comece ficando longe do açúcar por hoje – só hoje. Foque no amanhã quando ele chegar.

Desista do açúcar. Isso parece difícil, mas é como qualquer outra droga, você não pode simplesmente reduzir o consumo, se realmente for um viciado, é tudo ou nada. Sentir o gosto é uma provocação, e vai te trazer de volta todos aqueles sentimentos que vêm com uma dose de açúcar.

Pare com o pão branco. Tem um alto Gi, o que significa que é rapidamente digerido. Não vai demorar para você começar a ter vontades. Em vez disso, coma os pães integrais, que são muito mais satisfatórios.

Coma muita proteína. A proteína demora mais para ser digerida do que os carboidratos, então incluir um pouco de proteína em cada refeição te fará sentir mais satisfeito e manterá as vontades longe.

Preencha sua vida. É difícil desistir de algo que você ama sem substitui-lo por alguma outra coisa. O açúcar é um conforto para muita gente, se você desistir dele, foque em algo que vai te animar, seja a prática de um exercício ou assistir sua novela preferida.

Adoce naturalmente. Frutas vermelhas, temperos como a canela e noz-moscada vão adoçar seus alimentos e reduzir as vontades.

Faça 3 refeições por dia. Coma pouco e frequentemente. Para muitas pessoas, se não comerem regularmente, os níveis de açúcar no corpo caem, elas sentem fome e tendem a desejar alimentos mais doces.

Tenha apoio. Conte para sua família e amigos que você não está consumindo açúcar, para que, quando eles estiverem por perto, não tragam bolos e biscoitos.

CAPÍTULO CINCO: Acabando com o Vício em Açúcar: Supere Suas Vontades

Ao contrário do que muitas pessoas acreditam, o açúcar pode ser tão viciante quanto qualquer outra droga. Embora felizmente você não possa morrer de overdose de açúcar, você definitivamente pode ficar preso em um poderoso vício no açúcar, que vai parecer quase impossível de superar e que pode ter séries consequências em sua saúde ao longo dos anos.

De fato, o vício é um fenômeno complexo, envolvendo componentes fisiológicos e psicológicos. Quando você responde à sua vontade de açúcar consumindo açúcar, o neurotransmissor dopamina é liberado em seu cérebro, de maneira bastante parecida com a qual as drogas viciantes causam a liberação de dopamina. A dopamina está envolvida no fornecimento de pequenas ondas de prazer que tornam a vida boa, mas também faz com o cérebro inicie um movimento em direção às coisas que nos dão prazer.

Isso ajuda a explicar porque tudo que é prazeroso pode, potencialmente, se tornar um vício. Se você quer se livrar do seu vício em açúcar, eu recomendo duas estratégias prolongadas. Por um lado, você precisa lidar com o lado psicológico de seu vício, mas também precisa pensar em como reduzir suas vontades fisiologicamente, fazendo coisas que te ajudarão a criar alterações saudáveis na química de seu cérebro.

Um dos aspectos mais perigosos do vício em açúcar é que pode facilmente favorecer a compulsão alimentar em geral. Comer repetidamente grandes quantidades de açúxar pode fazer seu sistema de insulina se tornar um tanto reativo e instável. Quedas no açúcar sanguíneo podem trazer vontade de comer, e tendem a deixar seu apetite fora de controle. A presença ou ausência de um vício em açúcar pode fazer a diferença entre estar no controle dos seus hábitos alimentares e estar completamente fora de controle.

Eu mesmo lutei com um feroz vício em açúcar, um vício que certas vezes pensei que jamais conseguiria superar. Eu literalmente costumava derreter em suor quando não conseguia meu açúcar. No ponto mais alto (talvez eu deva dizer mais "fundo") de meu vício, eu consumia cerca de 10 barras de chocolate por dia. Eu não conseguia parar. Mas no fim, consegui superar meu vício e, ao fazer isso, ganhei o controle de meu apetite. Eu fui de pensar em açúcar constantemente a quase nem pensar nisso. Agora eu como coisas doces ocasionalmente, mas não obsessivamente. E quando me vejo consumindo novamente em excesso as coisas doces, como às vezes acontece, eu uso as técnicas que estou prestes a te ensinar para reganhar o controle.

Há duas coisas muito importantes que você pode fazer que vão reduzir bioquimicamente sua vonta de comer açúcar. Se você tem um sério vício incontrolável em açúcar (você sente que precisa comer açúcar todos os dias e não consegue parar voluntariamente), eu recomendo que faça ambas as coisas por no mínimo duas semanas antes de tentar cortar o açúcar.

Essas duas coisas são:

- Coma frutas todos os dias

- Faça o tipo certo de exercícios

Embora ambas as coisas já pareçam difíceis por si mesmas, não são tão complicadas quanto parecem.

Primeiramente, as frutas: comer uma boa tigela de salada de frutas todos os dias durante várias semanas vai te ajudar a reduzir seu desejo por açúcar. As frutas contêm frutose, um tipo de açúcar que é metabolizado mais lentamente do que o açúcar comum de mesa (frutose), e por isso, tende a manter um nível mais estável de açúcar no sangue. A frutose refinada em si parece ser pior para a saúde do que o açúcar comum, então não fique tentado a comprar pacotes dela e adicionar ao seu café. Mas frutas frescas são incrivelmente boas para sua saúde, e definitivamente vão te ajudar a superar seu vício em açúcar.

Se você acha difícil comer frutas, como eu costumava achar (especialmente porque, se você come muitas coisas artificialmente doces, como chocolate e sorvetes, as frutas não parecem tão doces para você), tente fazer saladas de frutas. Corte suas frutas favoritas, misture-as e coma uma tigela generosa todos os dias.

Saiba que as frutas tem qualidades variáveis, então você pode precisar procurar pelas frutas que te agradam. Nem todas as maçãs são criadas iguais! Além disso, certifique-se de que a fruta está madura antes de consumi-la. Você pode precisar deixar as frutas em sua cozinha amadurecendo por alguns dias depois de comprar.

Se você acha chato preparar frutas, experimente encontrar a maneira mais fácil de preparar suas saladas (você deve reduzir o tempo de preparação para cerca de 5-10 minutos, com um pouco de prática), e crie o hábito de preparar todos os dias na mesma hora. Você pode manter uma salada de frutas razoavelmente fresca o dia todo em um recipiente de plástico sem ar. Até mesmo as frutas como maçãs e bananas, que escurecem depois de cortadas e deixadas ao ar, vão permanecer bastante frescas se misturadas às frutas mais suculentas como maçãs e uvas cortadas, e fechadas em um pote de sanduíche sem ar.

Boas combinações para tentar em saladas de frutas são:

- Maçã, banana, laranja

- Melão, uvas, banana

- Pêssego, laranja, melão

- ... e o que mais você quiser experimentar.

Não fique tentado em usar frutas enlatadas. Por razões que eu não entendo, elas simplesmente não parecem segurar as vontades de açúcar da mesma maneira. E as frutas secas – fique longe! Elas tem tanto açúcar que tornarão sua vontades ainda piores.

Você também precisa ser cuidadoso com as vitaminas de frutas, que podem ter muitas calorias se misturadas com creme. No entanto, às vezes quando me vejo nas garras de um vício forte, eu gosto de usar a 'opção nuclear' dos milkshakes de banana para me livrar do açúcar. Use um liquidificador para bater bananas maduras com leite semi-desnatado. Você também pode congelar bananas maduras e batê-las enquanto estão congeladas para fazer uma bebida doce deliciosa que é tão boa que você não vai acreditar que pode te fazer.

Além de consumir frutas todos os dias, considere também fazer exercícios aeróbicos. Aeróbicos, ou exercícios cardiovasculares ("cardio"), têm efeitos poderosos de inibição de apetite e inibição de vontades. Incrivelmente, alguns estudos recentes mostram que este tipo de exercício faz até com que partes do seu cérebro cresçam em tamanho, o que leva a maior clareza mental.

O tipo de exercício que você precisa para reduzir as vontades de açúcar é o tipo que te faz respirar mais forte, em um nível que parece exagerado, mas confortável, e faz seu coração bater mais forte. Idealmente, você deve estar suando. Você não precisa ir à academia ou correr pelo quarteirão; você pode comprar uma bicicleta de exercícios ou cross-trainer e usar na privacidade de sua casa. Até mesmo uma corda de pular será suficiente. Embora equipamentos baratos de exercício possam ser inutilizáveis e te afastar dos exercícios, uma boa bicicleta de exercício ou cross-trainer podem ser comprados a partir de cem dólares online, e muitas vezes também é possível alugar os equipamentos na sua área.

Tente chegar a meia hora de exercícios dia sim, dia não. Comece seu exercício com um aquecimento suave de 5 minutos, Ouça música enquanto se exercita; encontra a música mais animada, up-tempo que você gosta, e ouça num mp3 player enquanto se exercita. Uma vez que tiver se aquecido, permita que a música te induza a se exercitar ainda mais.

Se você não está acostumado a se exercitar, pode precisar começar fazendo apenas cinco minutos de cada vez para se acostumar, mas fique tranquilo, você vai se acostumar e aprender a gostar dos exercícios.

Depois que tiver usado essas técnicas para diminuir suas vontades de doces, elimine o açúcar. Você não precisa do açúcar fisiologicamente. As frutas contêm muito açúcar de forma saudável, de toda forma. A princípio você pode sentir muita falta do açúcar, mas persevere. Vai chegar a hora, talvez depois de apenas uma semana, em que você não pensará mais tanto em açúcar. Então você pode se permitir comer alimentos doces ocasionalmente como recompensa. Mas a sua dependência do açúcar, aquilo que te faz comê-lo todos os dias e te faz sentir que não quer mais nada e não consegue viver sem ele – isso você precisa superar, se deseja recuperar o controle sobre seus hábitos alimentares.

Para ajudar a lidar psicologicamente com suas vontades, tente substituir o consumo regular de açúcar com outra coisa prazerosa. Assista TV ou jogue no computador, se você gosta disso; faça o que precisar para passar pro essas primeiras semanas mais difíceis.

Se você está acima do peso, pergunte-se se você quer aquela barra de chocolate ou quer ser magro. Você provavelmente não pode ter os dois. Não se permita pensar que pode adiar o desafio indefinidamente; reconheça que suas vontades precisam ser enfrentadas de frente. Se você sente vontade de doces em um horário específico do dia, prepare-se para a batalha.

Se você se preparar suficientemente comendo frutas e, preferivelmente, se exercitando também, você pode reduzir suas vontades a um nível controlável, e então pode começar a vencer a batalha contra suas vontades. Após algumas semanas, você nem vai lembrar porque tinha problemas tão ruins pra começar.

Supere o vício em açúcar, perca peso, livre-se de seu chefe ou mude para outro país.

Alternativas saudáveis ao açúcar, para uma vida mais saudável

Muitas pessoas ainda acreditam que o corpo humano precisa de açúcar. O fato é que o corpo precisa de uma quantidade específica de carboidratos, que podem ser encontrados no arroz, painço, batata doce e abóbora. Este componente tem cerca de dois açúcares ligados em uma única molécula, enquanto os carboidratos complexos tem milhares conectados uns aos outros. Isso pode ser a causa de problemas físicos e mentais. A boa notícia é que há alternativas a isso, e elas não tem efeitos colaterais negativos.

Aqui estão algumas:

- Xarope de tâmaras ou açúcar de tâmaras contém todas as vitaminas, minerais e fibras das tâmaras. Pode ser usado em porções iguais como uma alternativa direta ao açúcar original. Não causa esgotamento de energia, já que sua atividade metabólica é baixa.

- Néctar de agave. É suco natural removido do agave. É a mesma planta usada para fazer tequila. O néctar de agave não causa instabilidade sanguínea drástica, então os níveis de energia permanecem mais estáveis.

- O Xilitol é o adoçante recomendado para os diabéticos e intolerantes ao açúcar. É tirado de fontes naturais, como vegetais e frutas. Tem 40% menos calorias do que o açúcar. Sua melhor característica é a capacidade de reduzir a incidência da queda de dentes, oferecendo assim proteção contra as cáries.

- Stevia é uma erva encontrada na América do Sul. Há centenas de anos tem sido usada amplamente pelos índios Guaranis do Paraguai como um adoçante. Tem um sabor agradável e estimulante, e é trinta vezes mais doce do que o açúcar. Stevia é livre de calorias. Também não causa alterações nos níveis de açúcar do sangue. Inclusive, pode ajudar no controle dos níveis de açúcar do sangue. Stevia está disponível em duas formas: pó e líquida. Cada uma funciona de maneira saudável com diferentes alimentos, como aveia e frutas.